PASTILLAS DE LADY ERA PARA MUJERES, EFECTO SEXUAL RÁPIDO GUÍA COMPLETE

El manual definitivo de acción rápida para tratar eficazmente la disfunción eréctil y mejorar la salud sexual

Robert A. Akin

Copyright © 2024 por Robert A. Akin

Reservados todos los derechos.

Descargo de responsabilidad

La información proporcionada en este libro es sólo para fines informativos generales y no pretende servir como consejo médico. La era de la mujer, incluidos sus aspectos físicos y emocionales, puede variar significativamente de una persona a otra. Es importante consultar con un profesional de la salud calificado antes de tomar cualquier decisión sobre su salud, incluido el uso de medicamentos, terapias o cambios en el estilo de vida.

Tabla de contenido

INTRODUCCIÓN 1

Entendiendo las etapas de la vida de una mujer 2

¿Qué significa entrar en la era de las damas? 4

¿Por qué es importante tener una perspectiva positiva? 5

CAPITULO UNO 8

¿Qué es la era de la dama? 8

Las etapas de la vida de una mujer: comprender el recorrido
....9

La biología detrás de la era Lady 10

El cambio emocional y psicológico 12

¿Qué significa para ti la era de las damas? 13

La era de las damas: una época de transformaciones, no de finales 15

CAPÍTULO DOS 17

El uso de Lady Era 17

¿Qué es Lady Era? 17

¿Por qué se utiliza Lady Era? 18

CAPÍTULO TRES 22

Salud hormonal: conozca su cuerpo 22

¿Qué son las hormonas y por qué son importantes? 23

Cómo cambian las hormonas en la era de la mujer 25

Disminución de la producción de progesterona 26

Cambios en la función tiroidea 27

Cómo afectan los cambios hormonales a tu cuerpo 28

Aumento de peso y cambios en el metabolismo 30

Cómo controlar la salud hormonal durante la era femenina 31
Terapia de reemplazo hormonal (TRH) 32
CAPÍTULO TRES 35
¿Cómo utilizar Lady Era? 35
¿Cómo tomar Lady Era? 37
¿Quién debería utilizar Lady Era? 39
Salud mental y emocional 44
CAPÍTULO CINCO 47
Interacciones farmacológicas con Lady Era 47
¿Qué es el sildenafil y cómo funciona? 48
Interacciones farmacológicas frecuentes con Lady Era 48
Vigilancia de los efectos secundarios 57
Evite automedicarse con otros medicamentos 57
CAPÍTULO SEIS 59
Relaciones en la era de las damas 59
Entendiendo el impacto de la era de la dama en las relaciones 60
Construir y mantener relaciones saludables en la era de las mujeres 64
CAPÍTULO SIETE 71
Los cambios emocionales y físicos en la era de la dama 71
Cambios físicos durante la era de la dama 72
Cambios emocionales durante la era Lady 77
Manejo de cambios emocionales y físicos 81
CAPÍTULO OCHO 85

El papel de la comunidad y las redes de apoyo en la era de las mujeres 85

La importancia de la comunidad durante la era de las mujeres 86

INTRODUCCIÓN

La era de las mujeres. Para algunas personas, puede resultar un término desconocido o quizás uno que les haga pensar en una variedad de cosas. Para otras, puede parecer una etapa inevitable y abrumadora de la vida, un período marcado por cambios físicos y emocionales. Sin embargo, la era de las mujeres es mucho más que una fase de transición; es un profundo viaje de autodescubrimiento, empoderamiento y transformación.

La era de la mujer representa un momento en la vida de una mujer en el que el viaje hacia la sabiduría y una autoaceptación más profunda cobra protagonismo. A menudo se asocia con la menopausia, pero la era de la mujer es mucho más que esta única fase. Se trata de abrazar la evolución natural del cuerpo, la mente y el espíritu de una mujer durante la mediana edad y más allá. Es una celebración de la resiliencia, la fuerza y la capacidad de adaptación de cada mujer.

Este libro no trata solo de los síntomas físicos de la menopausia, aunque los analizaremos en detalle. También trata de los cambios emocionales y mentales que acompañan a este período transformador de la vida, cambios que abren la puerta a una nueva confianza, libertad y claridad. Se trata de redefinir lo que significa ser mujer en esta etapa de la vida, no a través de la lente de las expectativas sociales, sino a través del poder del autoempoderamiento.

Entendiendo las etapas de la vida de una mujer
La vida de una mujer es una serie de etapas, cada una marcada por hitos importantes: la adolescencia, la adultez, la edad fértil y, en última instancia, el momento de la vida en el que la fertilidad termina y los cambios hormonales

remodelan el cuerpo. La era de la mujer se refiere más comúnmente al período cercano a la perimenopausia y la menopausia, una fase que puede comenzar a los 40 años de la mujer y, a menudo, se extiende hasta los 50 años y más.

Aunque la menopausia se define como el momento en el que una mujer ha pasado 12 meses sin menstruación, el camino hasta esta etapa, conocida como perimenopausia, puede durar años. Durante este tiempo, el cuerpo comienza a producir menos estrógeno y progesterona, las hormonas que regulan gran parte del sistema reproductivo de la mujer. El resultado es una serie de cambios físicos y emocionales, desde sofocos y sudores nocturnos hasta cambios en el estado de ánimo, el sueño y la libido. Estos cambios suelen ir acompañados de una sensación de pérdida o confusión, pero también pueden indicar un momento de nueva libertad y posibilidades.

Para muchas mujeres, la era de la mujer trae consigo la libertad de explorar nuevos intereses, fijar nuevas metas y reevaluar sus prioridades. Con el fin de los ciclos menstruales llega la liberación de ciertas preocupaciones sobre la salud reproductiva y con ello puede surgir la oportunidad de redescubrir el autocuidado, recuperar tiempo personal y desarrollar nuevas relaciones con el propio cuerpo y la propia mente.

¿Qué significa entrar en la Era de las Damas?
Para muchas, el concepto de la Era de las Damas puede parecer una entrada a lo desconocido. Es un momento en el que la mujer que una vez fuiste queda suavemente atrás y surge una nueva versión de ti misma. No se trata de aferrarse a la juventud, sino de abrazar la sabiduría, la confianza y la paz que vienen con la experiencia de vida. Esta transición a menudo se malinterpreta o se teme, pero la verdad es que la Era de las Damas encierra

un potencial increíble de crecimiento, renovación y recuperación personal.

La era de las mujeres debe celebrarse, no debe ser algo que se deba ocultar o temer. Es un momento en el que las mujeres pueden experimentar un renacimiento personal: pueden optar por redescubrir sus pasiones, cultivar nuevas relaciones o asumir nuevos roles. Si bien los síntomas de la menopausia y las fluctuaciones hormonales asociadas con la era de las mujeres pueden ser un desafío, también marcan un cambio profundo en la identidad, ya que las mujeres se deshacen de las limitaciones que la sociedad ha impuesto a sus cuerpos e identidades.

Este libro busca brindar apoyo y orientación para transitar este nuevo capítulo. Su objetivo es empoderar a las mujeres para que comprendan sus cuerpos, prioricen su bienestar y se hagan cargo de su salud de la manera que les resulte más adecuada. The Lady Era trata sobre aceptar la evolución de su yo, encontrar la belleza en el cambio y embarcarse en un viaje de liberación personal. No es un final, es un nuevo y poderoso comienzo.

¿Por qué es importante tener una perspectiva positiva?
Históricamente, la sociedad ha visto el envejecimiento y las transiciones que experimentan las mujeres a través de la lente de la pérdida, ya sea de fertilidad, apariencia física o relevancia social. Durante siglos, ha existido un estigma en torno a la menopausia, que a menudo se presenta como el fin de la vitalidad de una mujer. Sin embargo, esta perspectiva está cambiando. La era de las mujeres ya no se trata de perder la juventud o la belleza, sino de ganar la libertad de definir qué significan para una misma la belleza, la vitalidad y el éxito.

Este libro anima a las mujeres a cambiar su perspectiva. Al reconocer los desafíos y al mismo tiempo enfocarnos en las emocionantes oportunidades que ofrece esta época, podemos comenzar a redefinir lo que realmente significa la Era de las Mujeres. Es el momento de aprovechar todo tu poder, física, mental y emocionalmente.

La era de la mujer es la parte más natural del ciclo de vida de una mujer, y comprender esto es el primer paso para afrontarla con confianza. Con el conocimiento y las herramientas adecuadas, esta era puede ser una de empoderamiento, salud y profunda transformación personal.

A lo largo de este libro, exploraremos todos los aspectos de la era femenina: desde comprender los cambios hormonales que se producen hasta aprender a controlar los síntomas, mejorar el bienestar emocional y aceptar la siguiente etapa de la vida con los brazos abiertos. El objetivo no es solo ayudarte a comprender la ciencia que hay detrás de esta transición, sino también brindarte consejos prácticos para atravesarla con gracia y empoderamiento.

Encontrará información sobre los aspectos médicos de la menopausia, los cambios físicos que conlleva y cómo puede utilizar tratamientos como la terapia de reemplazo hormonal (TRH) y remedios alternativos. También profundizaremos en los impactos emocionales y psicológicos, y ofreceremos consejos sobre cómo mantener su salud mental, sus relaciones y su intimidad durante este período.

CAPITULO UNO

¿Qué es la Era de la Dama?

La era de las mujeres: ¿qué significa y por qué es tan importante en la vida de una mujer? Para muchas, el término "era de las mujeres" puede parecer misterioso, o quizás hasta incómodo, ya que evoca imágenes de envejecimiento, cambios hormonales y los desafíos que estos conllevan. Sin embargo, la era de las mujeres no es algo a lo que temer ni a lo que temer; más bien, es un momento de transformación, una fase única en la vida de una mujer que significa crecimiento, empoderamiento y la oportunidad de redefinir lo que significa ser una mujer en la mediana edad y más allá.

En este capítulo, profundizaremos en el concepto de la Era de la Dama, lo que implica y por qué se debe aceptar este período de cambio en lugar de temerlo. Exploraremos los cambios biológicos, emocionales y psicológicos que acompañan a esta fase y por qué representan una transición hermosa y empoderadora.

Las etapas de la vida de una mujer: comprender el recorrido

La vida de una mujer se desarrolla en varias etapas, cada una de las cuales es importante por sí misma. Desde la infancia hasta la adolescencia, desde los años reproductivos hasta la transición a la menopausia, estas etapas marcan diferentes hitos en el camino de una mujer. Comprender dónde encaja la Era de la Mujer en el marco más amplio de la vida de una mujer puede ayudar a contextualizar la importancia de esta fase.

La era femenina suele comenzar a fines de los 30 o principios de los 40, cuando comienza la perimenopausia (el período previo a la menopausia). Puede durar varios años y, durante este tiempo, el cuerpo de la mujer experimenta cambios hormonales significativos. La menopausia en sí ocurre cuando finaliza el ciclo menstrual de la mujer, generalmente alrededor de los 50 años.

Sin embargo, la era de las mujeres no se limita a la biología. Es un momento en el que muchas mujeres empiezan a reflexionar sobre el pasado, a replantearse sus prioridades y a mirar hacia el futuro. No se trata simplemente de una época de cambios físicos, sino de cambios psicológicos, emocionales e incluso sociales que pueden resultar empoderantes y liberadores.

La biología detrás de la era de la dama
En esencia, la era de la mujer se define por los cambios hormonales que experimenta una mujer a medida que pasa por la perimenopausia y la menopausia. Durante estos años, los ovarios de la mujer producen gradualmente menos estrógeno y progesterona, dos hormonas clave responsables de regular el ciclo menstrual. Estas fluctuaciones

hormonales pueden provocar una variedad de síntomas físicos, incluidos sofocos, sudores nocturnos, períodos irregulares, cambios de peso y trastornos del sueño.

La disminución gradual de los niveles de estrógeno también afecta a otras partes del cuerpo, como la piel, los huesos y el sistema cardiovascular. La densidad ósea disminuye, lo que hace que las mujeres sean más propensas a la osteoporosis. La piel puede perder elasticidad y, a menudo, se produce un cambio en el metabolismo del cuerpo que puede provocar un aumento de peso. Estos cambios son totalmente naturales y forman parte del proceso de envejecimiento, pero pueden resultar desconcertantes para algunas mujeres, especialmente si no están preparadas para la transición.

Comprender el lado biológico de la era femenina es fundamental porque ayuda a las mujeres a saber qué esperar y les permite tomar decisiones informadas sobre cómo controlar los síntomas. Las opciones médicas, como la terapia de reemplazo hormonal (TRH), así como los cambios en el estilo de vida en cuanto a la dieta, el ejercicio y el manejo del estrés, pueden ayudar a facilitar la transición.

El cambio emocional y psicológico
Más allá de los cambios físicos, la era de las mujeres suele provocar un cambio psicológico igualmente profundo. Para muchas mujeres, esta etapa puede parecer el final de un capítulo y el comienzo de otro. Los cambios físicos pueden ser alarmantes, pero también son una parte natural del ciclo de la vida. Sin embargo, la verdadera transformación suele producirse en el ámbito emocional.

La era de la mujer representa una oportunidad para una profunda autorreflexión. Para algunas mujeres, este período las impulsa a reevaluar sus identidades y sus roles en el mundo. Los niños pueden haber crecido, las carreras pueden cambiar y las relaciones pueden evolucionar. Este es un momento en el que muchas mujeres experimentan lo que algunos llaman la "segunda mitad de la vida" o la "edad de la sabiduría". Es un momento para redefinir las metas, pasiones y prioridades de una sin la presión de las expectativas sociales.

Para algunas mujeres, el fin de la fertilidad puede traer una sensación de liberación: ya no están atadas por las exigencias del ciclo menstrual, la responsabilidad del embarazo o las limitaciones físicas que pueden venir con ellas. Es un momento en el que las mujeres pueden centrarse más en sí mismas y en lo que quieren lograr. Ya sea que se trate de buscar una nueva carrera, comenzar un pasatiempo o cultivar relaciones, la Era de la Mujer permite la reinvención y el autodescubrimiento.

Sin embargo, es importante reconocer que el impacto psicológico de estos cambios puede ser significativo. Muchas mujeres experimentan sentimientos de pérdida, confusión e incertidumbre. Estas emociones son completamente normales y se pueden superar con la actitud y el apoyo adecuados.

¿Qué significa para ti la Lady Era?
La era de las mujeres es una experiencia profundamente personal. Para algunas mujeres, puede ser una transición tranquila, mientras que para otras puede suponer desafíos. Es importante entender que no hay dos experiencias iguales. Sin embargo, hay algunos temas comunes que muchas mujeres encuentran durante esta fase :

Empoderamiento: La era de las mujeres es una oportunidad para asumir tu poder. La sabiduría adquirida a lo largo de años de vida y aprendizaje permite a las mujeres hacerse cargo de su salud, sus relaciones y su vida. Es un momento para ponerte a ti misma en primer lugar y priorizar lo que realmente importa.

Reinvención: A medida que el cuerpo cambia, también lo hace la forma en que nos vemos a nosotros mismos. La era de las mujeres es una oportunidad para reinventarse, ya sea comenzando una nueva carrera, explorando nuevos pasatiempos o viajando por el mundo. Este es el momento de abrazar la libertad que conlleva no estar más atado a las expectativas de la juventud.

Cuidado personal: con los cambios que se producen en la Era de la Dama, la importancia del cuidado personal se hace más evidente. La Era de la Dama enfatiza la necesidad de cuidarse a uno mismo, física, emocional y mentalmente. Desde el manejo del estrés hasta la priorización del descanso, el enfoque se centra en encontrar el equilibrio y restaurar la paz interior.

Conexión: La Era de la Dama también se trata de encontrar y mantener conexiones. Es un momento para fortalecer las relaciones existentes, especialmente con aquellos que comprenden el camino que estás recorriendo, y también para hacer nuevas conexiones con personas que comparten tus valores e intereses.

La era de las damas: una época de transformaciones, no de finales

La era de la mujer marca el final de una etapa de la vida, pero nunca debe verse como un final. Es un nuevo comienzo, un momento para dejar atrás las viejas expectativas y aceptar quién eres realmente. Es un período de crecimiento, renovación y autodescubrimiento, en el que las mujeres pueden convertirse con confianza en una nueva versión de sí mismas.

En las páginas siguientes, exploraremos los diversos aspectos de la Era de las Damas: cómo manejar los síntomas físicos, aceptar los cambios emocionales y aprovechar al máximo esta etapa única de la vida. Este libro no es solo una guía para sobrevivir a la Era de las Damas, sino una celebración de todo lo que representa: resiliencia, empoderamiento y transformación.

CAPÍTULO DOS

El uso de Lady Era

Lady Era no es solo un término que describe una etapa en la vida de una mujer, sino también un nombre asociado a un producto que ha ganado atención por sus posibles beneficios en el manejo de una de las experiencias más comunes durante este período transformador: la salud sexual femenina y los síntomas de la menopausia. En este capítulo, exploraremos el uso de Lady Era, qué es, cómo funciona y cómo puede adaptarse al recorrido de una mujer por Lady Era.

¿Qué es Lady Era?

Lady Era es una marca de un medicamento que contiene sildenafil, más conocido por el nombre comercial Viagra. Si bien el sildenafil se asocia con mayor frecuencia a la disfunción eréctil masculina, se ha descubierto que también tiene beneficios potenciales para las mujeres. En concreto, Lady Era se comercializa como un producto que puede ayudar a las mujeres que sufren disfunción sexual, en particular en relación con la menopausia.

El producto está diseñado para abordar una variedad de problemas de salud sexual que muchas mujeres enfrentan durante la era de la mujer, incluida la disminución de la libido, la sequedad vaginal y la dificultad para lograr la satisfacción sexual. Estos síntomas a menudo están relacionados con los cambios hormonales que ocurren a medida que las mujeres se acercan a la menopausia y durante los años posteriores a la menopausia. El objetivo de Lady Era es ayudar a restaurar la función sexual mejorando el flujo sanguíneo al área genital, lo que a su vez puede mejorar la excitación y la satisfacción sexual.

¿Por qué se utiliza Lady Era?
Durante la era de la mujer, muchas mujeres experimentan cambios que pueden afectar su salud y bienestar sexual. Estos cambios se deben generalmente a los cambios hormonales que acompañan a la perimenopausia y la menopausia. Los síntomas clave que las mujeres pueden enfrentar durante este período incluyen:

Reducción de la libido: la disminución del deseo sexual es uno de los problemas más comunes que enfrentan las mujeres durante la era de la mujer. Las fluctuaciones hormonales, en particular la caída de los niveles de estrógeno y progesterona, pueden reducir significativamente el impulso sexual. Lady Era está diseñado para ayudar a estimular el deseo y mejorar las experiencias sexuales al mejorar el flujo sanguíneo a la zona genital.

Sequedad vaginal: el estrógeno desempeña un papel fundamental en el mantenimiento de la lubricación vaginal. A medida que los niveles de estrógeno disminuyen durante la menopausia, muchas mujeres experimentan sequedad vaginal, lo que puede provocar molestias durante las relaciones sexuales. Al mejorar el flujo sanguíneo, Lady Era puede ayudar a reducir este síntoma, mejorando la comodidad durante la actividad sexual.

Dificultad para alcanzar el orgasmo: en algunas mujeres, los cambios hormonales afectan su capacidad para alcanzar el orgasmo. El aumento del flujo sanguíneo y los efectos de excitación de Lady Era pueden ayudar a las mujeres a recuperar la satisfacción sexual.

Disfunción sexual: La disfunción sexual durante la menopausia es común y suele incluir componentes tanto físicos como emocionales. Muchas mujeres experimentan no solo una reducción de la respuesta física, sino también una disminución de la confianza o la autoestima con respecto a su identidad sexual. Lady Era puede ayudar a abordar los aspectos físicos, ayudando a recuperar la sensación de vitalidad y la función sexual.

Lady Era contiene sildenafil, un medicamento que actúa relajando los vasos sanguíneos y mejorando el flujo sanguíneo a áreas específicas del cuerpo. Mientras que el Viagra funciona en los hombres aumentando el flujo sanguíneo al pene, en las mujeres, se cree que el sildenafil mejora la circulación sanguínea en el área genital, lo que puede resultar en una mayor sensibilidad, lubricación y excitación.

El sildenafil actúa inhibiendo una enzima llamada fosfodiesterasa tipo 5 (PDE5), que regula el flujo sanguíneo. En las mujeres, esto produce un aumento del flujo sanguíneo al clítoris, los labios y la zona vaginal, lo que puede mejorar la respuesta y la función sexual. Si bien se utiliza principalmente para tratar problemas de salud sexual, existen pruebas que sugieren que el sildenafil también puede ayudar con parte de la sequedad vaginal y las molestias asociadas con la menopausia, lo que contribuye a una experiencia sexual más satisfactoria.

Es importante señalar que Lady Era no es una terapia de reemplazo hormonal (TRH) y no aborda las causas hormonales subyacentes de la menopausia. En cambio, se utiliza como complemento de otros tratamientos, ayudando a aliviar algunos de los síntomas de salud sexual que surgen durante este período de la vida.

CAPITULO TRES

Salud hormonal: conozca su cuerpo

Las hormonas son mensajeros poderosos en el cuerpo que regulan todo, desde el metabolismo hasta el estado de ánimo y la función sexual. Influyen en cómo te sientes, cómo te comportas e incluso en cómo envejeces. A medida que las mujeres entran en la era de la dama, típicamente marcada por la perimenopausia y la menopausia, su panorama hormonal cambia significativamente. Estos cambios son la base de muchos cambios físicos y emocionales, pero comprender cómo funcionan estas hormonas y por qué fluctúan puede empoderarte para atravesar este período de la vida con mayor conciencia y control.

En este capítulo, exploraremos los conceptos básicos de la salud hormonal, cómo los cambios hormonales afectan su cuerpo durante la Era de la Mujer y cómo manejar estas fluctuaciones para un bienestar óptimo.

¿Qué son las hormonas y por qué son importantes?

Las hormonas son sustancias químicas producidas por varias glándulas del cuerpo, entre ellas la tiroides, las glándulas suprarrenales y, sobre todo, los ovarios. Recorren el torrente sanguíneo hasta los tejidos y órganos, instruyéndoles sobre qué hacer y cuándo hacerlo. Las hormonas son esenciales para casi todas las funciones del cuerpo, desde la regulación del metabolismo y el sistema inmunológico hasta el control de los ciclos reproductivos y el estado de ánimo.

Las hormonas clave que intervienen en el cuerpo femenino incluyen:

Estrógeno: A menudo denominado la "hormona femenina", el estrógeno es responsable de regular el ciclo menstrual, la salud reproductiva, la salud ósea e incluso el estado de ánimo.

Progesterona: Otra hormona clave en el ciclo menstrual, la progesterona ayuda a preparar el útero para el embarazo y juega un papel importante en el mantenimiento del embarazo.

Testosterona: aunque suele asociarse con los hombres, las mujeres también producen testosterona en cantidades más pequeñas. Ayuda a mantener la libido, los niveles de energía, la masa muscular y la densidad ósea.

Cortisol: conocido como la "hormona del estrés", el cortisol ayuda al cuerpo a controlar el estrés y regular el metabolismo.

Hormonas tiroideas: estas hormonas regulan el metabolismo y la producción de energía en todo el cuerpo.

A lo largo de la vida de una mujer, estas hormonas fluctúan, alcanzan su máximo y su mínimo, lo que contribuye a diferentes cambios físicos, emocionales y psicológicos. Sin embargo, durante la era femenina, los cambios hormonales son más pronunciados y tienen un profundo impacto en el cuerpo.

Cómo cambian las hormonas en la era femenina
A medida que las mujeres llegan a los 40 y 50 años, los ovarios comienzan a producir gradualmente menos estrógeno y progesterona. Esta disminución hormonal marca el comienzo de la perimenopausia, el período de transición anterior a la menopausia. Si bien el momento y la intensidad de estos cambios varían para cada mujer, estos son los cambios hormonales clave asociados con la era femenina:

Los niveles de estrógeno disminuyen gradualmente a medida que las mujeres se acercan a la menopausia. Este es el cambio hormonal más significativo que ocurre durante la era femenina y es responsable de muchos de los síntomas que experimentan las mujeres. La disminución de estrógeno afecta los órganos reproductivos (causando irregularidades menstruales), la salud ósea (lo que conduce a un riesgo de osteoporosis) e incluso la salud de la piel (contribuyendo a la sequedad y el adelgazamiento). El estrógeno también desempeña un papel en la regulación del estado de ánimo y su disminución puede contribuir a sentimientos de irritabilidad o tristeza.

Disminución de la producción de progesterona
La progesterona es la hormona que sustenta la segunda mitad del ciclo menstrual y ayuda a mantener el embarazo. A medida que disminuyen los niveles de estrógeno, también disminuye la producción de progesterona, lo que puede contribuir a síntomas como insomnio, ansiedad y

cambios de humor. Los niveles bajos de progesterona también influyen en la irregularidad de los períodos menstruales durante la perimenopausia.

Aunque a menudo se piensa que la testosterona es una hormona masculina, también es esencial para la salud de las mujeres. Durante la era de la mujer, los niveles de testosterona también comienzan a disminuir. Esto puede provocar una disminución de la libido, una reducción de la energía y una pérdida de masa muscular. Además , algunas mujeres también pueden experimentar cambios en la claridad mental o la concentración.

Cambios en la función tiroidea
La función tiroidea también puede cambiar durante la menopausia. Algunas mujeres pueden experimentar síntomas como aumento de peso,

fatiga y cambios de humor relacionados con los desequilibrios tiroideos. Las hormonas tiroideas ayudan a regular el metabolismo y cualquier fluctuación en la función tiroidea puede provocar cambios físicos como dificultad para perder peso o sofocos.

Cortisol y estrés

Durante la era de la mujer, el estrés puede tener un impacto más profundo en la salud hormonal. La disminución de los niveles de estrógeno y progesterona puede hacer que el cuerpo sea más sensible al estrés, y la capacidad del cuerpo para manejar el estrés disminuye a medida que aumentan los niveles de cortisol. Un nivel elevado de cortisol puede provocar problemas más importantes, como aumento de peso, dificultad para dormir y mayor ansiedad o depresión.

Cómo afectan los cambios hormonales a tu cuerpo

Los cambios hormonales que se producen durante la era femenina pueden tener una amplia gama de efectos en el cuerpo. A continuación, se indican algunos síntomas comunes y sus causas hormonales:

A medida que fluctúan los niveles de estrógeno y progesterona, muchas mujeres experimentan cambios en sus ciclos menstruales. Los períodos pueden volverse más abundantes, más ligeros, más frecuentes o menos frecuentes. Finalmente, cuando llega la menopausia y los ovarios dejan de producir óvulos, los períodos menstruales cesan por completo.

Los sofocos, que son oleadas repentinas de calor que afectan al cuerpo, y los sudores nocturnos, que son sofocos que se producen durante el sueño, son algunos de los síntomas más comunes de la era femenina. Estos síntomas están relacionados en gran medida con la caída de los niveles de estrógeno, que afecta a la regulación de la temperatura corporal.

Sequedad vaginal y relaciones sexuales dolorosas

La disminución de los niveles de estrógeno puede provocar el adelgazamiento de las paredes vaginales y una menor lubricación, lo que puede hacer que las relaciones sexuales sean incómodas o incluso dolorosas. También puede contribuir a la incontinencia urinaria o a infecciones urinarias frecuentes.

Las fluctuaciones hormonales pueden afectar a los neurotransmisores del cerebro, lo que provoca cambios de humor, irritabilidad e incluso sentimientos de ansiedad o depresión. El estrógeno, en particular, tiene un fuerte impacto en la serotonina, el neurotransmisor responsable de la regulación del estado de ánimo. A medida que disminuye el estrógeno, los niveles de serotonina pueden caer, lo que provoca cambios en el estado de ánimo.

Las mujeres en la era de las mujeres suelen tener dificultades para conciliar el sueño o para mantenerlo. Los cambios hormonales que se producen durante la menopausia pueden interferir en los patrones naturales de sueño del cuerpo. Los sofocos, los sudores nocturnos y la disminución de la progesterona (que tiene un efecto calmante) contribuyen a los trastornos del sueño.

Aumento de peso y cambios en el metabolismo
La disminución de estrógeno puede afectar el metabolismo del cuerpo, lo que provoca un aumento de peso, especialmente en la zona abdominal. Además, los cambios hormonales pueden provocar una disminución de la masa muscular, lo que afecta aún más al metabolismo y contribuye a dificultar el mantenimiento de un peso saludable.

Pérdida de densidad ósea

El estrógeno ayuda a proteger la densidad ósea y, a medida que los niveles de estrógeno disminuyen, las mujeres se vuelven más susceptibles a la osteoporosis, una afección que hace que los huesos se vuelvan frágiles y se rompan con mayor facilidad. La pérdida de densidad ósea durante la era femenina es una preocupación importante, por lo que es esencial que las mujeres controlen su salud ósea.

Cambios en la piel

A medida que disminuye la producción de estrógeno, la piel pierde parte de su elasticidad y humedad, lo que provoca arrugas, sequedad y una disminución de la apariencia juvenil de la piel. Por eso, muchas mujeres notan que su piel se siente diferente o se ve menos vibrante durante la era femenina.

Cómo controlar la salud hormonal durante la era femenina

Aunque los cambios hormonales son inevitables, hay medidas que puedes tomar para controlar tu salud y minimizar el impacto de estos cambios durante la era femenina. A continuación, se presentan algunas estrategias para controlar la salud hormonal:

Terapia de reemplazo hormonal (TRH)

Para algunas mujeres, la terapia de reemplazo hormonal (TRH) es un tratamiento beneficioso para controlar los síntomas relacionados con los cambios hormonales. La TRH implica complementar el cuerpo con hormonas sintéticas o bioidénticas (como el estrógeno y la progesterona) para aliviar síntomas como los sofocos, la sequedad vaginal y los cambios de humor. Sin embargo, la TRH no es adecuada para todas las mujeres y es importante analizar los posibles riesgos y beneficios con un médico.

Cambios en el estilo de vida

La dieta, el ejercicio y el control del estrés pueden ayudar a regular las hormonas y aliviar muchos síntomas. Una dieta saludable rica en frutas, verduras, cereales integrales y proteínas magras puede favorecer la salud general. La actividad física regular, incluidos los ejercicios de fuerza y cardiovasculares, puede mejorar la salud ósea, reducir el aumento de peso y aliviar el estrés.

Prácticas mente-cuerpo

El yoga, la meditación y los ejercicios de atención plena pueden ayudar a controlar el estrés, mejorar el sueño y reducir la ansiedad. Estas prácticas también pueden favorecer el equilibrio hormonal regulando los niveles de cortisol y promoviendo el bienestar emocional.

Suplementos y remedios naturales

Muchas mujeres prueban suplementos a base de hierbas y remedios naturales, como el cohosh negro, el aceite de onagra y los fitoestrógenos (compuestos vegetales que imitan al estrógeno) para controlar los síntomas. Sin embargo, es importante consultar con un médico antes de usar cualquier suplemento.

Chequeos de salud regulares

Durante la era femenina, es fundamental realizar controles médicos periódicos con el médico para controlar los niveles hormonales y abordar cualquier problema de salud. Los análisis de sangre pueden ayudar a evaluar los desequilibrios hormonales, la función tiroidea y otros factores que afectan la salud general.

Comprender las hormonas y su función en el cuerpo durante la era femenina es el primer paso para controlar los cambios que puede experimentar. Si aprende más sobre cómo afectan las hormonas a su salud física y emocional, podrá tomar decisiones informadas sobre su atención médica, buscar tratamientos eficaces y tomar medidas para mantener su bienestar general.

CAPITULO TRES

¿Cómo utilizar Lady Era?
A medida que las mujeres se acercan a la era de la mujer (un período a menudo transformador marcado por la transición a la menopausia y más allá), pueden experimentar cambios en la salud sexual y el bienestar general. Para muchas mujeres, los síntomas como la disminución de la libido, la sequedad vaginal y el malestar sexual pueden volverse más pronunciados durante este período. Lady Era, un producto que contiene sildenafil (el ingrediente activo que se encuentra en Viagra), está diseñado para ayudar a las mujeres a recuperar la salud y la función sexual al mejorar el flujo sanguíneo al área genital.

En este capítulo, exploraremos cómo usar correctamente Lady Era, incluidas recomendaciones de dosis, precauciones, posibles efectos secundarios y las mejores prácticas para maximizar su eficacia.

Lady Era es un medicamento diseñado para mejorar la función sexual en las mujeres, en particular en aquellas que experimentan una reducción de la libido o molestias durante las relaciones sexuales debido a los cambios hormonales en la perimenopausia o la menopausia. Aunque originalmente se desarrolló para los hombres, se ha demostrado que el ingrediente activo de Lady Era, el sildenafil, es beneficioso para las mujeres al mejorar la circulación sanguínea en la zona genital. Este aumento del flujo sanguíneo puede ayudar a mejorar la excitación, aumentar la lubricación y mejorar el placer sexual, especialmente para las mujeres que pueden tener problemas de sequedad vaginal o disminución del deseo sexual.

Si bien Lady Era no es una terapia de reemplazo hormonal (TRH) y no aborda directamente el desequilibrio hormonal asociado con la menopausia, proporciona alivio sintomático de la disfunción sexual al promover un mejor flujo sanguíneo durante la actividad sexual.

¿Cómo tomar Lady Era?
Lady Era debe utilizarse siguiendo estrictamente las instrucciones proporcionadas por su médico o las instrucciones del fabricante. A continuación, se incluye una guía general sobre cómo tomar el medicamento:

Dosificación

La dosis recomendada de Lady Era es normalmente un comprimido (que contiene 100 mg de sildenafil), que se toma aproximadamente entre 30 minutos y una hora antes de la actividad sexual. El medicamento necesita tiempo para absorberse y empezar a actuar, por lo que es esencial dejar pasar un tiempo antes de tener relaciones sexuales.

Momento

Para obtener mejores resultados, tome Lady Era con el estómago vacío, ya que esto puede mejorar su eficacia. Los alimentos, en particular las comidas ricas en grasas, pueden ralentizar la absorción del medicamento, lo que podría retrasar sus efectos.

Frecuencia

Lady Era no debe tomarse más de una vez al día. El uso excesivo o exceder la dosis recomendada puede provocar efectos secundarios y reducir la eficacia del medicamento. Siga siempre las instrucciones de su médico sobre la frecuencia de uso.

Agua

Trague la pastilla con un vaso lleno de agua. Esto ayuda a que el medicamento se disuelva y se absorba en el organismo de manera eficaz.

Excitación sexual

Tenga en cuenta que Lady Era funciona mejor cuando se combina con la excitación y estimulación sexual. No funciona en ausencia de actividad sexual, por lo que es importante tener intimidad o juegos sexuales previos para que el medicamento tenga el efecto deseado.

¿Quién debería utilizar Lady Era?
Lady Era generalmente se recomienda para mujeres que experimentan disfunción sexual

durante la menopausia o la perimenopausia, particularmente aquellas con:

Disminución de la libido o falta de deseo sexual

Sequedad vaginal o molestias durante las relaciones sexuales

Dificultad para alcanzar el orgasmo o satisfacción sexual reducida

Las mujeres que están en la era de la mujer y tienen problemas con los aspectos físicos de la salud sexual (ya sea por cambios hormonales u otras causas) pueden encontrar útil Lady Era. Sin embargo, es esencial consultar primero con un médico para determinar si este medicamento es la solución adecuada para usted.

Precauciones y consideraciones

Si bien Lady Era puede ser eficaz para muchas mujeres, hay varias precauciones y consideraciones a tener en cuenta antes de usarlo:

Consulte a un proveedor de atención médica

Antes de comenzar a tomar Lady Era, es fundamental hablar con su médico, especialmente si tiene problemas de salud subyacentes, como:

Enfermedad cardíaca o antecedentes de ataques cardíacos.

Presión arterial alta o presión arterial baja

Enfermedad del hígado o del riñón

Afecciones oculares como la retinitis pigmentosa (una enfermedad ocular hereditaria poco común)

Su proveedor de atención médica evaluará su historial médico y determinará si Lady Era es una opción segura y adecuada para usted.

Alergias

Si es alérgico al sildenafil o a alguno de los ingredientes de Lady Era, no debe tomar el medicamento. Asegúrese de revisar la lista de ingredientes y consulte a su médico si tiene alguna inquietud sobre las alergias.

Otros medicamentos

Lady Era puede interactuar con ciertos medicamentos, especialmente aquellos que contienen nitratos o donantes de óxido nítrico (que se recetan comúnmente para el dolor de pecho o las afecciones cardíacas) y otros medicamentos para bajar la presión arterial. Combinar Sildenafil con este tipo de medicamentos puede provocar una presión arterial peligrosamente baja.

Informe siempre a su médico sobre cualquier medicamento recetado, medicamento de venta libre o suplemento que esté tomando actualmente antes de comenzar a tomar Lady Era.

Embarazo y lactancia materna

Lady Era no está indicada para su uso durante el embarazo o la lactancia. Aunque la disfunción sexual no se limita a las mujeres embarazadas o que están amamantando, es importante evitar el uso de medicamentos como Lady Era durante estos períodos a menos que lo indique explícitamente un médico.

Posibles efectos secundarios

Al igual que cualquier medicamento, Lady Era puede provocar efectos secundarios, aunque no todas las personas los experimentan. Los efectos secundarios más comunes de Lady Era incluyen:

Dolores de cabeza

Enrojecimiento (enrojecimiento de la piel, especialmente de la cara)

Mareos o aturdimiento

Náuseas o malestar estomacal

Indigestión o acidez de estómago

Visión borrosa o sensibilidad a la luz.

En algunos casos raros, pueden ocurrir efectos secundarios más graves, entre ellos:

Dolor en el pecho o latidos cardíacos irregulares

Dificultad para respirar

Pérdida repentina de la visión o pérdida de la audición

Priapismo (una erección que dura más de 4 horas)

Si experimenta alguno de estos efectos secundarios graves, busque atención médica de inmediato.

Maximizando la efectividad de Lady Era

Para obtener los mejores resultados de Lady Era, existen algunas estrategias y factores de estilo de vida que pueden ayudar a optimizar su eficacia:

Estilo de vida saludable

Si bien Lady Era puede ayudar a mejorar la función sexual, mantener un estilo de vida saludable también puede beneficiar significativamente su salud sexual. El ejercicio regular, una dieta equilibrada y el control de los niveles de estrés favorecerán la salud hormonal y el bienestar general.

Salud mental y emocional
Los factores mentales y emocionales pueden desempeñar un papel importante en la función sexual. Abordar cualquier problema emocional o psicológico subyacente (como ansiedad, depresión o estrés) puede potenciar los efectos de Lady Era. Hablar con un terapeuta o consejero puede ser útil

si estás experimentando desafíos emocionales que afectan tu sexualidad.

La comunicación abierta con su pareja sobre sus necesidades, deseos y cualquier dificultad que pueda estar experimentando puede mejorar la intimidad y hacer que las experiencias sexuales sean más placenteras. Si bien Lady Era puede ayudar con los aspectos físicos de la salud sexual, una fuerte conexión emocional y la comprensión mutua son esenciales para una experiencia sexual satisfactoria.

Uso consistente

Si bien Lady Era actúa entre 30 y 60 minutos después de tomarlo, es posible que deba probar el medicamento varias veces para determinar su impacto total en su experiencia sexual. La constancia en su uso según las indicaciones (y en conjunto con la excitación sexual) le ayudará a evaluar su eficacia. Sin embargo, tenga en cuenta que no es una solución a largo plazo para los desequilibrios hormonales u otros problemas crónicos; se utiliza mejor para abordar problemas inmediatos durante el uso de Lady Era.

CAPÍTULO CINCO

Interacciones farmacológicas con Lady Era

Al considerar cualquier medicamento, es esencial comprender cómo puede interactuar con otros medicamentos. Las interacciones farmacológicas pueden reducir la eficacia de un medicamento, aumentar el riesgo de efectos secundarios o causar efectos nocivos que pueden requerir intervención médica. Lady Era, que contiene sildenafil, no es una excepción, y comprender sus posibles interacciones con otras sustancias es crucial para garantizar un uso seguro y eficaz.

En este capítulo, analizaremos las interacciones farmacológicas comunes asociadas con Lady Era, cómo estas interacciones pueden afectar su salud y los pasos que debe seguir para controlar y minimizar los riesgos.

¿Qué es el Sildenafil y cómo funciona?

Antes de profundizar en las interacciones farmacológicas, es útil comprender cómo funciona el sildenafil, el ingrediente activo de Lady Era, en el cuerpo. El sildenafil es un inhibidor de la fosfodiesterasa tipo 5 (PDE5). Ayuda a aumentar el flujo sanguíneo a la zona genital relajando los vasos sanguíneos del cuerpo. Esta acción se utiliza principalmente en el tratamiento de la disfunción eréctil en hombres, pero también es eficaz en el tratamiento de ciertas formas de disfunción sexual en mujeres, especialmente las relacionadas con la reducción del flujo sanguíneo debido a la menopausia u otros cambios hormonales.

Al tomar Lady Era, es esencial comprender cómo interactúa Sildenafil con otros medicamentos, ya que ciertas combinaciones pueden causar reacciones adversas.

Interacciones farmacológicas frecuentes con Lady Era

Varias clases de medicamentos pueden interactuar con Lady Era, ya sea potenciando sus efectos, provocando efectos secundarios perjudiciales o reduciendo su impacto terapéutico. A continuación, se enumeran algunas de las interacciones farmacológicas más comunes que se deben tener en cuenta:

1. Donadores de nitratos y óxido nítrico

Los nitratos son una clase de medicamentos que se recetan a menudo para el dolor de pecho (angina) o afecciones cardíacas. Entre ellos se encuentran medicamentos como la nitroglicerina, el dinitrato de isosorbida y el mononitrato de isosorbida, así como donantes de óxido nítrico como el nitrito de amilo.

Por qué se produce la interacción: El sildenafil actúa relajando los vasos sanguíneos y aumentando el flujo sanguíneo. Cuando se combina con nitratos, que también dilatan los vasos sanguíneos, existe un riesgo significativo de causar hipotensión grave (presión arterial baja). Esta peligrosa caída de la presión arterial puede provocar desmayos, mareos, ataques cardíacos o incluso accidentes cerebrovasculares en casos extremos.

Recomendación: No tome Lady Era si está utilizando nitratos o donantes de óxido nítrico. Espere al menos 24 horas después de utilizar un medicamento con nitratos antes de tomar Lady Era. Informe siempre a su médico si está utilizando cualquier forma de terapia con nitratos.

2. Alfabloqueantes (para hipertensión arterial o problemas de próstata)

Los alfabloqueantes suelen recetarse para la hipertensión arterial o los síntomas de agrandamiento de la próstata (hiperplasia prostática benigna). Algunos ejemplos comunes son la doxazosina, la terazosina, la prazosina y la tamsulosina.

Por qué se produce la interacción: Tanto el sildenafil como los alfabloqueantes actúan para reducir la presión arterial, pero lo hacen mediante mecanismos diferentes. Cuando se utilizan juntos, los efectos de ambos fármacos pueden verse amplificados, lo que podría provocar una peligrosa caída de la presión arterial , mareos o desmayos.

Recomendación: si está tomando un alfabloqueante, es posible que su médico deba ajustar la dosis de cualquiera de los medicamentos o controlar de cerca su presión arterial. Comience con una dosis baja de Lady Era y espere varias horas después de tomar el alfabloqueante antes de usar el medicamento.

3. Otros medicamentos para bajar la presión arterial

Cualquier medicamento que reduzca la presión arterial puede interactuar con el sildenafil, especialmente cuando se utiliza en combinación. Medicamentos como los inhibidores de la ECA (p. ej., enalapril, lisinopril), bloqueadores de los canales de calcio (p. ej., amlodipino, verapamilo) y diuréticos (p. ej., furosemida, hidroclorotiazida) se utilizan comúnmente para tratar la presión arterial alta.

Por qué se produce la interacción: Dado que el sildenafil ya tiene un efecto reductor de la presión arterial, combinarlo con otros medicamentos para reducir la presión arterial puede potenciar este efecto y provocar hipotensión. Esto podría causar síntomas como mareos, desmayos o ritmo cardíaco irregular.

Recomendación: Si está tomando medicamentos para la presión arterial, su médico debe evaluar la seguridad de combinarlos con Lady Era. Es fundamental que controle su presión arterial regularmente cuando utilice estos medicamentos en combinación.

4. Medicamentos antimicóticos

Se sabe que ciertos medicamentos antimicóticos, como ketoconazol, itraconazol o fluconazol, interactúan con el sildenafil. Estos medicamentos pueden aumentar la concentración de sildenafil en el torrente sanguíneo, lo que potencialmente amplifica sus efectos y efectos secundarios.

Por qué se produce la interacción: Los medicamentos antimicóticos pueden inhibir la enzima hepática CYP3A4, que es responsable de descomponer el sildenafil. Cuando se inhibe la CYP3A4, el sildenafil permanece en el torrente sanguíneo durante un período más prolongado y en concentraciones más altas.

Recomendación: Si le recetan medicamentos antimicóticos, es posible que su médico deba ajustar la dosis de Lady Era o controlar de cerca los efectos secundarios. Es mejor evitar combinar estos medicamentos a menos que se encuentre bajo supervisión médica directa.

5. Medicamentos antibacterianos

Ciertos antibióticos, como la eritromicina, la claritromicina y la rifampicina, también pueden afectar la forma en que el cuerpo procesa el Sildenafil.

Por qué se produce la interacción: Estos antibióticos pueden aumentar o disminuir el nivel de sildenafil en la sangre según sus efectos sobre las enzimas hepáticas (especialmente CYP3A4). Al igual que con los antimicóticos, una interacción podría provocar un aumento de los efectos secundarios o una reducción de la eficacia.

Recomendación: Habla con tu médico si te recetan antibióticos, especialmente si pertenecen a la familia de los macrólidos o las penicilinas. Es posible que tu médico deba ajustar la dosis de Lady Era o controlar tu salud más de cerca.

6. Medicamentos contra el VIH

Los medicamentos utilizados para tratar el VIH (como los inhibidores de la proteasa, incluidos ritonavir o saquinavir) pueden aumentar la concentración de Sildenafil en el torrente sanguíneo al interferir con su metabolismo.

Por qué ocurre la interacción: Los medicamentos contra el VIH pueden inhibir la enzima CYP3A4, lo que hace que Sildenafil permanezca en el torrente sanguíneo durante más tiempo y aumenta el potencial de efectos secundarios como dolor de cabeza, sofocos o mareos.

Recomendación: Si está tomando medicación contra el VIH, consulte a su médico antes de utilizar Lady Era. Es posible que sea necesario ajustar la dosis y realizar una estrecha vigilancia para evitar efectos secundarios.

7. Pomelo y jugo de pomelo

Aunque no es un medicamento, se sabe que la toronja y el jugo de toronja interactúan con muchos medicamentos, incluido el sildenafil.

Por qué se produce la interacción: el pomelo contiene compuestos que inhiben la enzima CYP3A4, que es responsable de metabolizar muchos medicamentos, incluido el sildenafil. Esta inhibición puede aumentar los niveles de sildenafil en el torrente sanguíneo, lo que puede provocar posibles efectos secundarios.

Recomendación: Evite consumir pomelo o jugo de pomelo mientras toma Lady Era, ya que puede aumentar el riesgo de efectos secundarios. Elija otros jugos de frutas o agua en su lugar.

Minimizar las interacciones farmacológicas: pautas clave

Consulte siempre a su médico

Antes de comenzar a tomar Lady Era, consulte con su médico para analizar todos los demás medicamentos que esté tomando actualmente, ya sean recetados o de venta libre (incluidos los suplementos a base de hierbas). Esto ayudará a su médico a evaluar las posibles interacciones y determinar el mejor curso de acción para su salud.

Proporcionar un historial médico completo

Asegúrese de que su médico conozca plenamente su historial médico, incluidas las afecciones cardíacas, la presión arterial alta, los problemas hepáticos o renales o las alergias. Esta información le ayudará a elegir opciones de tratamiento seguras.

Vigilar los efectos secundarios
Si está tomando varios medicamentos y usa Lady Era, controle su estado para detectar cualquier síntoma inusual. Si experimenta efectos secundarios como mareos, dolores de cabeza o cambios en la visión, infórmeselo a su proveedor de atención médica de inmediato.

Evite automedicarse con otros medicamentos
Nunca tome otros medicamentos o suplementos para contrarrestar los efectos secundarios de Lady Era sin consultar primero con su médico. La automedicación puede exacerbar las interacciones y causar daños.

Comprender las interacciones farmacológicas de Lady Era es fundamental para garantizar su seguridad y maximizar sus beneficios. Si conoce los medicamentos que pueden interactuar con Sildenafil, consulta a su médico y sigue las pautas recomendadas, podrá usar Lady Era de manera eficaz y minimizar los posibles riesgos.

CAPÍTULO SEIS

Relaciones en la era de las damas
La transición a la era femenina (una fase de la vida que generalmente incluye la perimenopausia, la menopausia y la posmenopausia) trae consigo profundos cambios físicos, emocionales y hormonales. Estos cambios pueden afectar no solo al cuerpo de la mujer, sino también a sus relaciones. Ya sea con la pareja, la familia o los amigos, las relaciones durante este período pueden requerir ajustes, comprensión y una comunicación abierta.

En este capítulo, exploraremos cómo la Era de la Dama puede impactar las relaciones, las estrategias para mantener conexiones saludables y satisfactorias y cómo fomentar la intimidad y el bienestar emocional en esta fase transformadora de la vida.

Entendiendo el impacto de la era de la dama en las relaciones

La era de la mujer es una etapa importante en la vida de una mujer. Los cambios hormonales, los cambios en la libido y las alteraciones en la apariencia física pueden generar desafíos en las relaciones. Sin embargo, estos cambios son naturales y, con la debida conciencia y apoyo, las mujeres pueden atravesar este período mientras fortalecen sus vínculos con sus parejas y seres queridos.

Las siguientes son formas comunes en las que la Era de la Dama puede afectar las relaciones:

1. Cambios en la salud y el deseo sexual

Reducción de la libido: muchas mujeres experimentan una disminución del deseo sexual durante la menopausia debido a los cambios hormonales, incluida una disminución de los niveles de estrógeno. Esto puede provocar sequedad vaginal, molestias durante las relaciones sexuales o una disminución del interés en el sexo.

Cambios emocionales: Las fluctuaciones emocionales, como los cambios de humor, la ansiedad o incluso la depresión, pueden acompañar esta fase y afectar la intimidad. Las mujeres pueden sentirse desconectadas de sus propios cuerpos o experimentar falta de confianza.

Cambios físicos: El aumento de peso, los sofocos o los cambios en la piel y el cabello pueden afectar la autoestima de una mujer, lo que, a su vez, puede afectar su relación con su pareja.

Impacto en las relaciones: Estos cambios pueden provocar frustración, malentendidos o incluso tensión en la relación. Las parejas pueden sentirse confundidas o rechazadas si los cambios en la libido o la intimidad no se comunican con claridad. Por otro lado, algunas mujeres pueden experimentar una renovada sensación de libertad o autoempoderamiento a medida que se alejan de las presiones sociales de la juventud y la apariencia.

2. Comunicación y conexión emocional

Mayor necesidad de apoyo: durante esta fase, las mujeres suelen beneficiarse de un mayor apoyo emocional por parte de sus parejas. La comprensión, la paciencia y el diálogo abierto son fundamentales.

Sentirse invisible o incomprendida: las mujeres pueden sentir que sus parejas no comprenden del todo lo que están atravesando, lo que genera sentimientos de aislamiento o resentimiento. Al mismo tiempo, es posible que sus parejas no sepan cómo abordar temas delicados como los cambios en la salud sexual o la intimidad.

Sensibilidad emocional aumentada: las fluctuaciones hormonales pueden aumentar la sensibilidad emocional, lo que lleva a reacciones más intensas ante el estrés, los conflictos o incluso los malentendidos. Esto puede generar fricciones en las relaciones si no se aborda con empatía.

Impacto en las relaciones: La comunicación clara se vuelve primordial. Sin ella, las desconexiones emocionales pueden generar frustración, distanciamiento o incluso una sensación de pérdida en la relación. En el lado positivo, las parejas que brindan apoyo y comprensión pueden crear una conexión emocional más profunda durante esta fase.

3. Cambios en la imagen corporal y la autoestima

Cambios en la apariencia: a medida que las mujeres envejecen, pueden experimentar cambios físicos como aumento de peso, cambios en la piel y pérdida del tono muscular, lo que puede afectar su autoestima. Estos cambios pueden intensificarse durante la era femenina.

Percepción de atractivo: Las mujeres en la era de la dama pueden sentirse menos atractivas o deseables debido a estos cambios físicos, que pueden afectar su disposición a participar en intimidad sexual o emocional.

Impacto en las relaciones: Este cambio en la autopercepción puede influir en la manera en que las mujeres abordan a sus parejas y cómo se sienten con respecto a la intimidad. Las parejas que ofrecen validación, aprecio y amor pueden ayudar a las mujeres a sentirse más seguras y cómodas durante este período.

Construyendo y manteniendo relaciones saludables en la era de las mujeres
Si bien la Era de la Dama puede traer desafíos a las relaciones, también ofrece una oportunidad para el crecimiento, una comprensión más profunda y una

intimidad revitalizada. A continuación, se presentan algunas estrategias para atravesar este período transformador:

1. Comunicación abierta

La base de cualquier relación sólida es la comunicación abierta y honesta. Durante la Era de la Dama, se vuelve aún más importante expresar pensamientos, emociones e inquietudes.

Habla sobre los síntomas y los cambios: sé sincero sobre los cambios físicos y emocionales que estás experimentando. Hazle saber a tu pareja si estás experimentando síntomas como sofocos, cambios de humor o disminución de la libido. Esta transparencia puede generar un sentido de compañerismo y empatía.

Aborda tus necesidades y deseos sexuales: si estás experimentando cambios en tu salud sexual, como molestias durante las relaciones sexuales, habla con tu pareja sobre formas de adaptarse o probar nuevos enfoques en la intimidad. Esto podría incluir el uso de lubricantes, la incorporación de juegos previos o la exploración de nuevos tipos de intimidad que no dependan únicamente del sexo con penetración.

Expresa tus necesidades emocionales: la era de las mujeres es un momento en el que la intimidad emocional puede adquirir mayor importancia. Comparte tus sentimientos y pide apoyo cuando lo necesites. Asegúrate de escuchar también las necesidades de tu pareja, especialmente si también está atravesando cambios.

2. Redefiniendo la intimidad

La intimidad en las relaciones no siempre tiene que implicar sexo. A medida que transitas la era de las mujeres, redefinir lo que significa la intimidad para ti y tu pareja puede ayudar a mantener una conexión sólida.

Acepte el contacto no sexual: a veces, tomarse de la mano, abrazarse o simplemente pasar tiempo de calidad juntos puede fortalecer el vínculo emocional. Estos gestos brindan consuelo y tranquilidad, especialmente si la actividad sexual se ha vuelto menos frecuente o placentera.

Explorar nuevas formas de conexión: Tómese el tiempo para explorar nuevos pasatiempos, participar en conversaciones profundas o incluso redescubrir intereses compartidos. Esto fortalece la conexión emocional e intelectual, haciendo que la relación dependa menos de la intimidad física únicamente.

3. Búsqueda de ayuda y apoyo profesional

Si los problemas emocionales o sexuales están causando tensión en una relación, buscar ayuda profesional puede brindar beneficios significativos. Las terapias como la terapia de pareja, la terapia sexual o la terapia individual pueden ayudar a las parejas a abordar sentimientos complejos, superar malentendidos y encontrar nuevas formas de conectarse.

Terapia para mujeres: Un terapeuta especializado en menopausia o salud sexual puede ayudar a las mujeres a controlar sus síntomas, lidiar con problemas de imagen corporal y explorar nuevas formas de lograr la intimidad.

Terapia de pareja: un terapeuta de pareja puede facilitar una mejor comunicación, comprensión y conexión emocional. También puede ofrecer consejos sobre cómo gestionar los cambios en la salud sexual y la libido.

4. Fomentar el amor propio y la positividad corporal

La autoestima y la imagen corporal son factores importantes en las relaciones durante la era de las mujeres. Aprender a aceptar los cambios en el cuerpo, centrarse en el valor interior y practicar el amor propio puede marcar una gran diferencia en la forma en que interactúas con tu pareja.

Practique el autocuidado: participe en actividades que lo hagan sentir bien consigo mismo, ya sea mediante ejercicio, pasatiempos creativos o técnicas de relajación. Priorizar el autocuidado ayuda a combatir el estrés y mejorar la autoestima.

Redefinir la belleza: Trabaje para redefinir su idea de belleza, centrándose en cualidades como la confianza, la amabilidad y la inteligencia en lugar de solo la apariencia física.

5. Manténganse físicamente activos juntos

La actividad física no solo es beneficiosa para la salud física, sino que también puede mejorar el bienestar emocional y la intimidad. Hacer ejercicio juntos puede ayudar a generar un sentido de trabajo en equipo y logros compartidos, fortalecer el vínculo y mejorar el estado de ánimo y los niveles de energía en general.

Realicen actividades físicas: realicen actividades como caminar, nadar, hacer yoga o bailar juntos. Estos ejercicios pueden mejorar la intimidad física, reducir el estrés y mejorar el estado de ánimo al aumentar la producción de endorfinas.

Aprovechar nuevas oportunidades de crecimiento

Si bien la Era de la Dama puede ser un momento de cambio, también representa una oportunidad para el crecimiento personal y relacional. Las parejas pueden aprovechar este tiempo para revisar la dinámica de su relación, fortalecer los vínculos emocionales y descubrir nuevas formas de conectarse. Con la mentalidad adecuada, este puede ser un momento para abrazar la profundidad y la sabiduría que trae consigo la experiencia de vida.

Durante este período, muchas mujeres se liberan de las expectativas sociales previas en torno a la sexualidad, la belleza y el rendimiento, y esto puede conducir a relaciones más satisfactorias y auténticas. Al centrarse en la conexión, la comunicación y el entendimiento mutuo, las mujeres y sus parejas pueden transformar la Era de la Mujer en una fase de renovación y una intimidad más profunda.

La era de la mujer es un momento de transformación en la vida de una mujer y afecta inevitablemente a sus relaciones. Sin embargo, con una comunicación abierta, empatía y un compromiso con el crecimiento mutuo, este período puede ser una oportunidad para redefinir la intimidad, la conexión emocional y el bienestar personal. Al aceptar el cambio, priorizar el autocuidado y fomentar vínculos emocionales profundos, las mujeres pueden experimentar no solo una transformación personal, sino también una relación revitalizada con su pareja.

CAPÍTULO SIETE

Los cambios emocionales y físicos en la era de las mujeres

La era de la mujer es un período de profunda transformación en la vida de la mujer, marcado por cambios tanto emocionales como físicos. Estos cambios se deben en gran medida a las fluctuaciones hormonales que acompañan a la perimenopausia, la menopausia y la posmenopausia. Si bien estos cambios son completamente naturales, a veces pueden resultar abrumadores, ya que las mujeres atraviesan una etapa de la vida que trae consigo nuevos desafíos y oportunidades.

En este capítulo, exploraremos los cambios emocionales y físicos clave que ocurren durante la Era de la Dama, cómo pueden afectar la vida diaria de una mujer y las estrategias para manejar estas transiciones de una manera saludable y empoderadora.

Cambios físicos durante la era de las mujeres

Los cambios físicos que experimenta una mujer durante la era femenina están relacionados principalmente con la disminución de los niveles de estrógeno y progesterona. Estas hormonas desempeñan un papel fundamental en la regulación de muchos aspectos del cuerpo de la mujer, y su reducción puede provocar cambios notables en la salud física y el bienestar.

1. Cambios menstruales (perimenopausia)

Períodos irregulares: uno de los primeros signos de que se acerca la menopausia es la alteración de los ciclos menstruales. Durante la perimenopausia, las mujeres pueden experimentar períodos irregulares, incluidos cambios en la frecuencia, la duración y el flujo. Algunas pueden tener ciclos más cortos con períodos más frecuentes, mientras que otras pueden experimentar períodos atrasados.

Sangrado o manchado abundante: las fluctuaciones hormonales pueden provocar un sangrado más abundante durante algunos ciclos o manchado a mitad del ciclo. Esto puede ser inquietante y generar inquietud sobre problemas de salud subyacentes.

Sofocos: Los sofocos son uno de los síntomas característicos de la menopausia. Estas sensaciones repentinas de calor intenso, a menudo acompañadas de sudoración y enrojecimiento, pueden ocurrir durante el día o la noche (lo que da lugar a sudores nocturnos).

2. Sequedad vaginal y disminución de la libido

A medida que disminuyen los niveles de estrógeno, muchas mujeres sufren sequedad vaginal, lo que puede hacer que las relaciones sexuales sean incómodas o incluso dolorosas. Esto puede provocar una disminución de la libido (deseo sexual) y afectar la intimidad emocional en las relaciones.

Atrofia vaginal: con la reducción de estrógenos, los tejidos de la vagina y la vulva se vuelven más delgados y menos elásticos, una afección conocida como atrofia vaginal. Esto puede contribuir a la sequedad, la irritación y un mayor riesgo de infecciones.

Disminución del deseo sexual: junto con los cambios físicos, muchas mujeres experimentan una disminución del deseo sexual durante esta etapa. Esto puede deberse a cambios hormonales, pero también puede estar relacionado con cambios emocionales, problemas de autoestima o dinámicas de relación.

3. Aumento de peso y cambios en el metabolismo

Otro cambio físico común en la era femenina es el aumento de peso, en particular alrededor del abdomen. El ritmo metabólico tiende a disminuir durante la menopausia, lo que hace que sea más fácil ganar peso y más difícil perderlo. Además, los cambios hormonales pueden alterar la distribución de la grasa en el cuerpo.

Cambios en la distribución de la grasa: las mujeres pueden notar un cambio en el lugar donde sus cuerpos almacenan la grasa, ya que se acumula más grasa alrededor de la sección media. Este cambio puede resultar frustrante para aquellas que están acostumbradas a una forma corporal diferente.

Metabolismo más lento: a medida que los niveles de estrógeno disminuyen, el metabolismo tiende a desacelerarse, lo que genera dificultad para mantener el peso y mayores riesgos de sufrir enfermedades como diabetes tipo 2 o enfermedades cardíacas.

4. Densidad ósea y salud de las articulaciones

El estrógeno también desempeña un papel fundamental en el mantenimiento de la densidad ósea. A medida que disminuyen los niveles de estrógeno, las mujeres pueden experimentar una pérdida de masa ósea, lo que puede aumentar el riesgo de osteoporosis, una enfermedad en la que los huesos se vuelven débiles y quebradizos.

Dolor y rigidez en las articulaciones: algunas mujeres también sufren dolor, rigidez o inflamación en las articulaciones durante la menopausia debido a una disminución de los niveles de estrógeno. Estos problemas pueden afectar la movilidad y la comodidad diarias.

5. Cambios en la piel y el cabello

Muchas mujeres notan cambios en su piel y cabello durante la Era Femenina, que son resultado de niveles reducidos de estrógeno.

Adelgazamiento del cabello: la disminución de los niveles de estrógeno puede provocar el debilitamiento del cabello, en particular en el cuero cabelludo. Algunas mujeres pueden notar una mayor caída del cabello o una reducción gradual del volumen.

Piel seca o arrugada: a medida que los niveles de estrógeno disminuyen, la piel puede perder parte de su elasticidad y humedad, lo que provoca la aparición de arrugas o flacidez. La piel también puede volverse más seca, lo que provoca irritación o picazón.

6. Trastornos del sueño

Las fluctuaciones hormonales, especialmente durante la perimenopausia y la menopausia, pueden interferir con la calidad del sueño.

Insomnio y dificultad para dormir: muchas mujeres tienen problemas para conciliar el sueño o permanecer dormidas. Esto suele estar relacionado con sofocos, sudores nocturnos o ansiedad.

Patrones de sueño alterados: Las mujeres también pueden descubrir que se despiertan con más frecuencia durante la noche y se sienten intranquilas por la mañana, lo que afecta los niveles generales de energía y el bienestar.

Cambios emocionales durante la era de Lady
Además de los cambios físicos, la Era de la Mujer está marcada por importantes cambios emocionales. Estos cambios se deben en parte a las fluctuaciones hormonales que se producen, pero también pueden verse influidos por las circunstancias de la vida, el envejecimiento y el cambio de responsabilidades.

1. Cambios de humor e irritabilidad

Los cambios hormonales pueden provocar cambios de humor, irritabilidad y sensación de inestabilidad emocional. La fluctuación de estrógeno y progesterona puede afectar a los neurotransmisores del cerebro, que regulan el estado de ánimo, lo que provoca síntomas similares al síndrome premenstrual (SPM).

Mayor sensibilidad: las mujeres pueden sentirse más emotivas, llorar con más facilidad o reaccionar con mayor intensidad a los factores estresantes que antes. Esta volatilidad emocional puede ser un desafío, tanto para la mujer como para quienes la rodean.

2. Ansiedad y depresión

La era de la mujer también puede provocar un aumento de la ansiedad o la depresión, en parte debido a los cambios hormonales y en parte a los cambios de vida que suelen producirse durante esta época, como la marcha de los hijos o la jubilación. La sensación de pérdida de la juventud y el miedo a envejecer también pueden contribuir a estos sentimientos.

Desequilibrios hormonales: Los niveles bajos de estrógeno y progesterona pueden afectar la producción de serotonina, un neurotransmisor que ayuda a regular el estado de ánimo. Esto puede provocar sentimientos de tristeza, desesperanza o ansiedad.

Transiciones de vida: El final de los años fértiles, los cambios de carrera y la dinámica familiar cambiante pueden generar una sensación de crisis de identidad, exacerbando sentimientos de soledad o depresión.

3. Preocupaciones sobre la autoestima y la imagen corporal

A medida que las mujeres experimentan cambios físicos durante la era de las mujeres, muchas pueden tener problemas con la imagen corporal, en particular si experimentan aumento de peso, pérdida de cabello o cambios en el tono de la piel. Las presiones sociales para mantener una apariencia juvenil pueden hacer que estos cambios sean más difíciles de aceptar, lo que conduce a una pérdida de autoestima.

Percepción del envejecimiento: El proceso natural del envejecimiento puede resultar difícil de aceptar para algunas mujeres, especialmente en una sociedad que valora mucho la juventud y la apariencia. Las mujeres pueden sentirse menos atractivas o deseables, lo que puede afectar su confianza tanto en las relaciones personales como en las románticas.

4. El deseo de libertad y autodescubrimiento

Para muchas mujeres, la era de las mujeres es un momento de autorreflexión y crecimiento personal. Cuando los hijos se vuelven más independientes o se van de casa y las carreras se estabilizan, algunas mujeres descubren que tienen más libertad para centrarse en sus propias necesidades, pasiones y deseos.

Adoptar nuevos pasatiempos e intereses: muchas mujeres aprovechan este tiempo para explorar nuevas actividades, continuar con su educación o perseguir sueños que habían pospuesto durante mucho tiempo. Esta etapa puede convertirse en una etapa de renovación y redescubrimiento.

Confianza y empoderamiento: a medida que las mujeres pasan por la era femenina, pueden descubrir una sensación de empoderamiento que viene con la edad y la experiencia. Pueden aceptar sus cuerpos tal como son y sentirse más seguras de sí mismas a pesar de los cambios.

Manejo de cambios emocionales y físicos
Lidiar con los cambios emocionales y físicos de la era femenina puede ser un desafío, pero con las estrategias y el apoyo adecuados, también puede ser un momento empoderador de autodescubrimiento y crecimiento. A continuación, se ofrecen algunos consejos para gestionar estos cambios:

1. Ajustes en el estilo de vida para la salud física

Haga ejercicio regularmente: la actividad física, como caminar, hacer yoga o entrenamiento de fuerza, puede ayudar a controlar el aumento de peso, mejorar el estado de ánimo y mantener la salud de los huesos.

Mantenga una dieta saludable: comer una dieta equilibrada rica en calcio, vitamina D y grasas saludables puede ayudar a mantener la salud de los huesos, controlar el peso y reducir el riesgo de padecer enfermedades crónicas.

Higiene del sueño: Establezca una rutina nocturna relajante y asegúrese de que el ambiente de su dormitorio sea propicio para dormir. Considere utilizar técnicas de relajación, como la meditación o la respiración profunda, para combatir el insomnio.

2. Busque apoyo emocional

Terapia o asesoramiento: Hablar con un terapeuta o consejero puede ayudar a las mujeres a procesar sus emociones durante este tiempo, controlar la ansiedad o la depresión y afrontar los cambios en su sentido de identidad.

Grupos de apoyo: Conectarse con otras mujeres que están atravesando transiciones similares puede brindar apoyo, aliento y consejos valiosos. Muchas mujeres encuentran fortaleza al compartir experiencias con otras personas que comprenden sus luchas.

3. Concéntrese en el autocuidado y la atención plena

Practique la autocompasión: durante esta época de cambios, es fundamental practicar el autocuidado y el amor propio. Trate a su cuerpo con amabilidad y evite presionarse indebidamente para mantener ciertos estándares de belleza o juventud.

Atención plena y relajación: técnicas como la meditación, la atención plena y la respiración profunda pueden ayudar a reducir el estrés y mejorar el bienestar emocional durante la Era de la Dama.

Los cambios emocionales y físicos durante la era femenina son naturales y, si bien pueden ser desafiantes, también representan una oportunidad para el crecimiento, la autorreflexión y el empoderamiento. Al comprender estos cambios, buscar apoyo y priorizar el cuidado personal, las mujeres pueden atravesar este período con resiliencia, confianza y gracia.

CAPÍTULO OCHO

El papel de la comunidad y las redes de apoyo en la era de las mujeres

La era de la mujer, que abarca las transiciones de la perimenopausia, la menopausia y la posmenopausia, es un período marcado por profundos cambios emocionales, físicos y psicológicos. Durante este tiempo, el apoyo de los demás se vuelve esencial. Si bien muchos de estos cambios son profundamente personales, no es necesario afrontarlos de manera aislada. El papel de la comunidad y las redes de apoyo es fundamental para ayudar a las mujeres a atravesar esta etapa de la vida con fortaleza, resiliencia y confianza.

En este capítulo, exploraremos la importancia de la comunidad, el papel de las relaciones de apoyo y cómo las mujeres pueden construir y participar en redes de apoyo durante la Era de las Damas.

La importancia de la comunidad durante la era de las mujeres

A medida que las mujeres atraviesan la era femenina, suelen experimentar sentimientos de aislamiento. Muchos aspectos de la menopausia (como las fluctuaciones hormonales, los cambios corporales o los cambios emocionales) no se comentan abiertamente en la sociedad. Este silencio puede hacer que las mujeres se sientan como si estuvieran experimentando estos desafíos solas.

Sin embargo, la verdad es que las mujeres de todo el mundo están pasando por experiencias similares. Establecer y fomentar una comunidad puede brindar tranquilidad, sabiduría y apoyo. Una comunidad puede ofrecer la tranquilidad de saber que otras personas comprenden y comparten luchas similares.

1. Rompiendo el silencio

El estigma que rodea a la menopausia y a temas relacionados, como la salud vaginal, la salud sexual y el bienestar emocional, a menudo impide que las mujeres hablen de sus experiencias. La sociedad tradicionalmente ha silenciado o minimizado estos temas, lo que hace que muchas mujeres se sientan avergonzadas o incómodas por los cambios naturales que están experimentando.

La creación de una comunidad solidaria fomenta el diálogo abierto sobre la menopausia, la perimenopausia y la posmenopausia. Al hablar abiertamente sobre estas experiencias, las mujeres pueden desafiar las normas sociales y fomentar un entorno en el que se les permita aceptar sus cuerpos y los cambios con orgullo.

Empoderamiento a través del compartir: las mujeres que comparten sus historias pueden empoderar a otras para que hablen y busquen la ayuda que necesitan, reduciendo los sentimientos de aislamiento o confusión.

Reducción del estigma: las conversaciones abiertas sobre la menopausia pueden reducir el estigma y los conceptos erróneos que rodean esta etapa natural de la vida. Cuanto más se habla de ella, más se normaliza y se crea un espacio para la aceptación.

2. Tranquilidad emocional y validación

Un aspecto fundamental del apoyo comunitario durante la era de las mujeres es la tranquilidad emocional que brindan otras personas que comprenden. Ya sea un amigo cercano, un grupo de apoyo o un profesional, tener personas con las que hablar que puedan ofrecer validación y empatía puede aliviar la carga emocional de las transiciones.

Comprensión y empatía: quienes atraviesan la misma etapa de la vida pueden ofrecer información sobre sus propias experiencias, lo que hace que los demás se sientan escuchados y valorados. Esto reduce los sentimientos de aislamiento, confusión o frustración.

Sabiduría compartida: una comunidad de mujeres en la misma etapa de la vida puede compartir consejos, estrategias de afrontamiento y herramientas emocionales que las han ayudado a manejar los cambios físicos y emocionales que enfrentan. Aprender de las experiencias de las demás brinda perspectivas valiosas.

El papel de las redes de apoyo en la era de las mujeres

Las redes de apoyo pueden adoptar muchas formas: amigos, familiares, colegas, proveedores de atención médica o grupos profesionales. El apoyo de estas redes puede ser un salvavidas que brinde orientación práctica, apoyo emocional y una sensación de conexión.

1. Familia y pareja: apoyo emocional y práctico

Las parejas, los hijos y los miembros de la familia extensa suelen ser la primera línea de apoyo durante la era femenina. Sin embargo, es posible que no siempre comprendan la magnitud de los cambios que atraviesa una mujer, especialmente si no se habla abiertamente del tema de la menopausia.

Parejas y cónyuges: La comunicación abierta es fundamental en cualquier relación, especialmente cuando se atraviesan los cambios emocionales y físicos de la menopausia. Se debe alentar a las parejas a que se informen sobre los cambios y ofrezcan apoyo con empatía. A veces, el simple hecho de saber que su pareja está ahí para escuchar o brindar asistencia práctica (por ejemplo, ayudar con las tareas del hogar durante períodos de fatiga o malestar) puede marcar una gran diferencia.

Dinámica familiar: A medida que las mujeres pasan a la era de las mujeres, muchas pueden estar pasando a vivir con el nido vacío o a tener que cuidar a sus padres ancianos. Estos cambios pueden generar estrés emocional y logístico. Los miembros de la familia que ofrecen comprensión, flexibilidad y ayuda con las responsabilidades pueden aliviar esta carga.

Apoyo a los niños: los niños, incluso los adultos, no siempre pueden comprender las complejidades de lo que está atravesando su madre. Fomentar conversaciones abiertas puede fomentar una mejor comprensión mutua y compasión. Algunas mujeres también pueden experimentar un nuevo rol, en el que están atravesando la era de las mujeres y ayudando a sus hijos a hacer la transición a la edad adulta.

2. Proveedores de atención médica: orientación experta y apoyo médico

Los profesionales de la salud, como los ginecólogos, endocrinólogos o especialistas en menopausia, desempeñan un papel esencial a la hora de guiar a las mujeres a través de los cambios físicos asociados con la menopausia. Estos expertos brindan atención médica y tranquilidad, ayudando a las mujeres a sobrellevar los síntomas de la era femenina con tratamientos, terapias y consejos adecuados.

Apoyo y tratamientos médicos: Los proveedores de atención médica pueden ofrecer información valiosa sobre la terapia de reemplazo hormonal (TRH), tratamientos no hormonales o terapias alternativas para controlar síntomas como sofocos, trastornos del sueño o sequedad vaginal.

Apoyo para la salud mental: además de la salud física, los profesionales de la salud pueden guiar a las mujeres a través de los cambios en la salud mental y emocional. La depresión, la ansiedad y los cambios de humor son comunes durante la menopausia, y los profesionales de la salud mental (como terapeutas o consejeros) pueden ofrecer estrategias de afrontamiento y apoyo terapéutico.

3. Grupos de apoyo entre pares: creación de espacios seguros para compartir

Los grupos de apoyo entre pares son una de las herramientas más poderosas disponibles para las mujeres en la era de las mujeres. Ya sea en persona o en línea, estos grupos brindan un espacio seguro y de apoyo para que las mujeres se conecten, compartan experiencias y aprendan unas de otras.

Comunidades y foros en línea: las plataformas digitales, como los grupos de redes sociales, los foros y las comunidades en línea dedicados a la menopausia y la salud de la mujer, ofrecen una forma accesible para que las mujeres se conecten. Estas plataformas permiten que las mujeres permanezcan anónimas si lo prefieren, y al mismo tiempo se benefician de conocimientos compartidos y apoyo emocional.

Grupos de apoyo presenciales: muchas comunidades ofrecen grupos de apoyo presenciales o talleres para mujeres que atraviesan la menopausia. Estos grupos suelen reunir a una mezcla de mujeres en distintas etapas de la era femenina, lo que crea un entorno de aprendizaje colaborativo donde las participantes pueden ofrecer consejos, compartir historias y brindar aliento.

4. Redes profesionales y mentores

Las redes profesionales, como los grupos de mentores o las organizaciones profesionales, también pueden ofrecer un apoyo valioso durante la era de las mujeres. A medida que las mujeres pasan a esta etapa de la vida, pueden enfrentar desafíos únicos en el lugar de trabajo, como lograr un equilibrio entre el trabajo y la vida personal, realizar transiciones profesionales o adaptarse a las expectativas sociales sobre el envejecimiento.

Mentores en el lugar de trabajo: Tener un mentor que comprenda los desafíos de la era de las mujeres puede brindar orientación a las mujeres que transitan sus carreras durante esta etapa de la vida. Los mentores pueden ofrecer consejos sobre cómo manejar la dinámica del lugar de trabajo, la transición a nuevos roles o el manejo del estrés relacionado con el trabajo durante un período de cambio personal.

Organizaciones profesionales: Muchas organizaciones se dedican específicamente a la salud, el envejecimiento y el empoderamiento de las mujeres. Participar en estos grupos puede ayudar a las mujeres a acceder a recursos, asistir a talleres y conectarse con otras personas que enfrentan experiencias similares. Las mujeres pueden tomar medidas para construir y fortalecer sus propias redes de apoyo durante la era de las mujeres. A continuación, se ofrecen algunos consejos para crear una comunidad sólida:

1. Sea abierto acerca de sus necesidades

Puede resultar difícil pedir ayuda, pero hablar abiertamente de tus necesidades es fundamental para crear una red de apoyo. Hazles saber a tus amigos, familiares y colegas cómo pueden ayudarte. Ya sea escuchándote con empatía, brindándote asistencia práctica o simplemente dándote espacio para hablar, ser claro acerca de tus necesidades permite que los demás intervengan y te apoyen de manera eficaz.

2. Encuentra comunidades con ideas afines

Busque grupos de apoyo o foros en línea donde las mujeres discutan temas similares. Únase a clubes de lectura, grupos de ejercicio o reuniones sociales centradas en la salud de las mujeres, el empoderamiento o intereses compartidos. Estas comunidades pueden brindar una combinación de apoyo emocional, social y práctico.

3. Cultivar relaciones con profesionales

Establezca relaciones con proveedores de atención médica, terapeutas y otros profesionales que se especialicen en menopausia, envejecimiento o salud mental. Estos profesionales pueden guiarla a lo largo de su recorrido médico y emocional y ofrecerle asesoramiento y tratamientos especializados.

4. Contacta a tus amigos cercanos

Si bien la familia y los profesionales médicos son fundamentales, a veces el mejor apoyo proviene de un amigo de confianza. Tener un amigo cercano que pueda escuchar, ofrecer consejos o incluso simplemente pasar tiempo juntos puede brindar consuelo emocional durante la era de Lady.

La era de las mujeres puede ser un momento difícil para muchas mujeres, pero también es un momento de empoderamiento y renovación. Al construir redes de apoyo sólidas y convertirse en parte de una comunidad, las mujeres pueden afrontar estos cambios con mayor resiliencia, confianza y gracia.

Made in the USA
Monee, IL
12 December 2024

73487233R00066